D PUJOL

Médecin consultant à Uss.

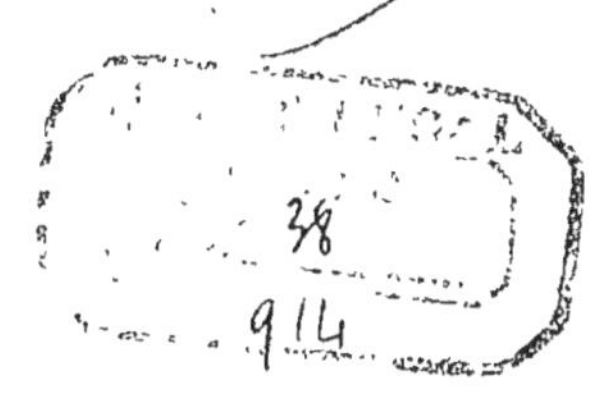

LE

GOITRE EXOPHTALMIQUE

à USSAT

Communication présentée au Congrès d'Hydrologie
et de Climatologie, Madrid, Octobre 1913

PARIS

EDITIONS DE LA "GAZETTE DES EAUX"
3, Rue Humboldt, 3

1914

Dr PUJOL

Médecin consultant à Ussat

LE

GOITRE EXOPHTALMIQUE

à USSAT

Communication présentée au Congrès d'Hydrologie
et de Climatologie, Madrid, Octobre 1913

PARIS

EDITIONS DE LA "GAZETTE DES EAUX"

3, Rue Humboldt, 3

1914

Le Goître Exophtalmique à Ussat

PAR LE Dr PUJOL

Médecin consultant à Ussat

L'expérience avait depuis longtemps établi l'action curative des eaux d'Ussat dans le traitement des affections douloureuses de la femme et dans les maladies nerveuses.

Cette efficacité est amplement confirmée par les résultats obtenus dans le goître exophtalmique, une des maladies les plus rebelles, presque réfractaire à la thérapeutique.

Par une publication en 1899, par une communication au Congrès d'Hydrologie de Grenoble en 1902, nous avons cherché à attirer l'attention du monde médical sur ce sujet, qui est toujours d'actualité. Seul, le professeur Robin s'en est rappelé. Nous nous permettons d'y revenir aujourd'hui, avec un total d'une vingtaine d'observations, chez qui les résultats de la première heure ne sont pas démentis.

A l'appui de ce que nous allons dire, nous invoquerons la magistrale autorité de M. le professeur A. Robin (il voudra bien nous excuser de le mettre en cause) qui a pu contrôler, en partie, les faits portés à votre connaissance et dont la caution ne sera pas inutile à notre modeste personnalité.

Voici les six dernières observations :

1° M. X..., 32 ans, marié, d'origine israélite, habite la Turquie d'Europe. Il vint en 1910 à Ussat, sur les conseils du professeur Robin.

Sa maladie remonte à l'année 1907 ; mais les événements qui se produisirent en Turquie, en 1908, et auxquels il prit une part active, achevèrent d'ébranler sa santé.

Au cours de l'été 1908, il vint en France, dans l'espoir de voir le professeur Robin, qui se trouva, en ce moment, éloigné de Paris. Un confrère ami conduisit le malade chez le docteur Huchard qui l'envoya à Bourbon-Lancy. La cure de Bourbon-Lancy ne donna pas de résultats appréciables.

Le malade rentra chez lui, se tint éloigné des affaires pendant plusieurs mois. Après une reprise du travail, il dut l'abandonner à nouveau, vers mai 1909, pour aller faire une cure thermale en Italie, où le traitement fut appliqué sous la surveillance directe du médecin lui-même, professeur à l'Université de Milan. Sans résultat.

M. X... va de nouveau passer quelques mois à la campagne, dans son pays, et peut travailler ensuite jusqu'au mois d'avril. A ce moment, les malaises reprennent leur intensité et, dans le courant de mai 1910, il s'achemine vers la France.

En route, il s'arrête d'abord à Vienne ; un professeur de l'Université lui conseille l'entrée dans un sanatorium des environs de la ville, où il demeura cinquante jours, soumis à un traitement par l'électricité, l'hydrothérapie, la suralimentation, complété par une cure de repos.

De Vienne, notre malade va à Berlin, consulter le professeur Kraùs qui le garde 15 jours, prend la tension artérielle, analyse le sang, conseille l'électricité, le sérum de chèvre éthyroïdée et, en désespoir de cause, l'exothyropexie.

C'est avec cette documentation que M. X... arriva à Paris. Il est impatient de savoir ce que le professeur Robin pourra lui dire et, cette fois, ne veut pas repartir sans l'approcher.

Notre Maître (à qui nous sommes très heureux d'adresser ce témoignage public de notre reconnaissance) l'envoya à Ussat.

M. X..., à son arrivée dans la station, présente tout le syndrôme basedowien : il est très émacié, ce qui fait ressortir davantage l'exophtalmie ; les sueurs sont très abondantes, le tremblement très marqué ; le pouls à 140-150, le corps thyroïde très gros, surtout à droite, les yeux ne peuvent pas être complètement fermés.

Il a de l'hypersthénie gastrique, le foie gros, mange beaucoup, souvent, et avec avidité. Les selles sont fréquentes, quelquefois diarrhéiques. Le cœur bat avec violence, la palpitation souvent douloureuse, il s'ensuit des menaces de syncope, avec une angoisse continuelle. L'obscurité provoque de la peur, et le sommeil, très léger, ne peut avoir lieu si la chambre n'est pas éclairée toute la nuit. Le nervosisme est excessif, il ne permet pas au malade de rester seul et de supporter son bain au-delà d'un quart d'heure.

La mobilité d'humeur, l'instabilité est si grande, qu'il est difficile d'en rencontrer à pareil degré, même chez une femme.

Le traitement est péniblement suivi. Malgré cela, nous avons la satisfaction de constater, vers le dixième jour, que le corps thyroïde s'affaisse, que les yeux sont moins gros et le pouls à 100 environ.

Au bout d'un mois, le pouls est à 75, les yeux presque normaux et le goître effacé.

Il ne fut pas possible au malade dé revoir, à son passage à Paris, le Prof. Robin parti en vacances.

En mars 1911, il va retrouver le professeur viennois, qui fut très surpris de constater l'état du malade et l'engagea à répéter, deux fois par an, la cure qui lui avait si bien réussi.

Le Prof. Robin n'a revu le malade qu'en 1912. Il put, dans cette entrevue, noter la disparition de la maladie de Basedow, malgré la persistance d'une légère accentuation dans son état nerveux.

Nous lui avons donné nos soins en 1911 et 1912. Au cours de ce dernier traitement, un léger retour de la maladie s'est manifesté, qui a disparu dans les derniers jours. Nous avons considéré cette exacerbation, et les faits nous ont confirmé dans notre opinion, comme un réveil de la diathèse sous l'influence du traitement thermal, comme cela se produit pour la goutte et le rhumatisme, ce qui prouve l'action curative du traitement suivi.

2° M. W..., 42 ans, marié, de Paris, vient en 1911 sur les conseils du Prof. Robin. — Il est basedowien depuis un an environ. Il se sent très fatigué, dort très mal; les sueurs sont profuses, avec des bouffées de chaleur très pénibles vers la tête. Les yeux sont énormes ; le gauche présente du strabisme et paraît se luxer en dehors ; le cou est très gros, assez régulier. Le pouls est tombé à 90, après le traitement du Prof. Robin. Le foie est très gros : il déborde de trois travers de doigt les fausses côtes ; le lobe gauche est très sensible et son volume relativement plus gros que pour le reste de l'organe.

Au départ, M. W... est guéri, bien qu'un peu fatigué.

En 1912, il nous raconte qu'il n'a plus souffert, que ses malaises ont disparu et qu'il a pu travailler comme par le passé. M. W... fournit un labeur considérable dans la direction de deux journaux financiers qu'il publie, l'un en français, l'autre en allemand, parce qu'il fait beaucoup par lui-même.

En 1913, M. W... revient, fatigué par une grippe qu'il a traînée tout cet hiver, sans s'aliter, et dont il n'est pas encore remis. Il s'est très amaigri. Le Dr Amat, qui lui a donné ses soins, a toujours eu en vue. dans ses prescriptions, de redresser le mauvais fonctionnement de son estomac, l'usage de toniques arsenicaux et quelques médicaments pour assurer le sommeil.

Le basedowisme n'a jamais été mis en cause. Le malade, bien que très amaigri et très irritable, par suite de l'affaiblissement occasionné par la grippe, ne présente aucun des symptômes du goître.

Nous devons ajouter, pour être complet, que le pouls, à l'arrivée du malade dans la station, était à 110-115 environ, et que nous avons eu beaucoup de peine, cette année, à le faire tomber aux alentours de 90.

Au cours du traitement thermal, M. W... a eu une poussée. gastrique aiguë, avec vomissements et diarrhée, consécutive à un refroidissement brusque. Malgré cet accident, il a pu rentrer chez lui en bon état et animé des meilleures dispositions pour reprendre son travail.

3° Mlle C..., 26 ans, de Paris, cliente du Prof. Robin.

Son exophtalmie est considérable, ses yeux restent toujours entr'ouverts, les sueurs sont insupportables ; le tremblement nerveux est très accentué, empêchant la malade de se tenir en place, simulant la chorée ou la maladie des tics.

Il y a de l'hypersthénie gastrique, des flatulences, du pyrosis, des flux diarrhéiques. Le foie déborde les fausses côtes ; le teint jaune citrin, subictérique. Le cou est très gros ; Mlle C... ne peut porter que des corsages très échancrés et encore il ne lui est pas permis de tenir sa tête droite, de relever ses bras en arrière pour se coiffer, sans éprouver une gêne notoire dans sa respiration. Elle est d'humeur maussade, mélancolique, se plaît à rester seule, isolée.

Après un mois, tout cela a disparu. Mlle C... est venue faire une cure intercalaire cet hiver, en février. Elle se porte assez bien, souffre un peu de l'estomac et de lassitude dans les jambes. Il lui a été possible, au cours de l'automne, de donner des soins assidus et prolongés à sa mère, qui était gravement malade.

Pendant cette deuxième cure thermale, nous avons également remarqué un léger retour du syndrôme basedowien, qui a disparu sur la fin, comme dans l'observation I.

Au mois de juillet de 1913, la malade nous revient avec un estomac dans un état désastreux, très fatiguée et une lassitude plus marquée dans les membres inférieurs. Elle ressent comme un dérobement des jambes. Malgré nos conseils, et avec une dépression semblable, elle entreprend un voyage circulaire dans les Pyrénées. Elle rentre exténuée, plus amaigrie, ce qui semble donner à ses yeux quelque saillie. Sa dyspepsie s'est accentuée et va, du reste, solliciter toute notre attention. C'est contre elle que, durant tout le séjour de la malade aux bains, nous aurons à lutter.

Du côté du cœur, des yeux, du cou, rien de particulier à noter. Le seul trouble somatique qu'accuse notre cliente, à son départ, est la persistance, mais à un bien moindre degré, du dérobement des membres inférieurs.

4° Mme T..., 44 ans, de Toulouse, nous est adressée par le Dr Rémond. — Syndrôme complet de la maladie de Basedow, nervosisme prononcé, angoisse permanente, pleure sans motif, forte pigmentation cutanée.

L'état de cette dame inquiétait beaucoup son entourage. Un mois de repos, aux environs de Pau, lui avait donné un peu de répit, mais les phénomènes morbides ont redoublé dès son retour à la maison.

Aussi le Dr P..., son beau-frère, qui vint lui faire une visite vers le milieu de la cure, fut tout heureux de constater lui-même l'amélioration notable de l'état de sa parente, que nous pûmes renvoyer guérie après un mois environ.

5° et 6° Nous ne parlerons que pour mémoire de deux cas de basedowisme observés après la crise ménopausique et qui, tous deux, ont facilement cédé au traitement thermal.

D'ailleurs, l'exposé complet de ces observations allongerait notre travail, sans y ajouter aucun intérêt.

La conclusion qui semble naturellement découler de ces faits, c'est que le syndrôme de Basedow n'est pas seulement la maladie d'une glande seule, quelque important que son rôle paraisse ; qu'elle est plutôt la résultante d'une auto-intoxication plus générale, plus complexe, dont la cause se trouverait dans l'altération fonctionnelle de plusieurs viscères.

Les premières remarques que nous fîmes d'hypertrophie du foie, nous les regardâmes comme de simples coïncidences. Dans la suite, nous avons noté sa constance, à des degrés plus ou moins marqués. avec cette particularité que l'augmentation de volume de l'organe porterait plutôt sur le lobe gauche.

De quelle nature est cette hypertrophie ? Le trouble fonctionnel de la glande la fait réagir toujours de la même manière, par une augmentation ou une diminution de volume, quelque cause qui la produise.

Si, dans les antécédents de certains malades (Obs. I). nous pouvons relever des excès alcooliques, dans la plupart nous retrouvons une émotivité excessive (Obs. I, IJI, IV), ou un travail cérébral intense (Obs. II), l'intoxication ménopausique (Obs. V et VI), toutes causes venant se greffer sur une dyspepsie gastro-intestinale, plus ou moins ancienne et manifeste, avec pour corollaire obligé : la lésion fonctionnelle du foie.

Cette hypothèse demande confirmation. Car il est difficile de saisir le début, souvent banal, d'une affection dont la symptomatologie essentielle ne se développera qu'une, deux années plus tard, sinon davantage. Il est plus aisé de faire intervenir tout ce qui, récemment, semblera avoir provoqué la maladie et qui n'en sera, au fonds, qu'une cause occasionnelle.

Quoi qu'il en soit, nombreux sont les traitements employés avec des résultats douteux, dans tous les cas, insuffisants.

Les bains d'Ussat produisent des effets rapides, décisifs ; au bout d'une quinzaine de jours, ou peu s'en faut, le pouls tombe à la normale, le corps thyroïde s'affaisse, l'exophtalmie disparaît avec tout le cortège morbide. Le malade, qui n'est plus un basedowien, est encore un nerveux.

Par quel mécanisme ? Faut-il faire intervenir la radioactivité considérable des gaz rares tenus en dissolution dans l'eau, radioactivité conférée par l'émanation du radium ?

Mais il y a d'autres eaux qui sont aussi radioactives ?

Ailleurs, nous avons dit que le bain d'Ussat était surtout un facteur d'élimination, et qu'il fallait ainsi interpréter ses effets dans le traitement des névroses (hystérie, épilepsie, neurasthénie), dont la clinique fait aujourd'hui des maladies d'auto-intoxication par insuffisance fonctionnelle des viscères.

Nos eaux agissent surtout en modifiant les deux circulations, périphérique et centrale, en abaissant ou en relevant, selon les cas, la pression artérielle. De ce fait, elles redressent le métabolisme des tissus et assurent une large élimination des déchets produits.

Le fait vous est soumis ; il vous appartient d'en vérifier l'importance.

Discussion :

M. le Dr AUBEL (Néris). — Tout en accordant à la communication précédente l'importance qu'elle mérite, réclame pour Néris, depuis longtemps réputé pour le traitement des maladies nerveuses, le traitement du basedowisme, dont il a constaté maintes fois l'atténuation et même la disparition chez ses malades.

A Néris, toutefois, la triade basedowienne ne disparaît pas tout entière. Vers la fin du traitement, le pouls redevient normal, mais, sur l'exophtalmie et le goître, son action n'est pas très marquée. Il demande au Dr Pujol si à Ussat il en est de même et dans quelles conditions.

M. le Dr DANJOU (Nice) désire poser une question : il voudrait

savoir quels ont été les régimes suivis avant et après le traitement thermal.

M. le Prof. Robin dit qu'à la suite de la communication faite
au Congrès de Grenoble par le Dr Pujol, il fut vivement impres-
sionné. Dans la suite, quand il eut des malades atteints de goître
exophtalmique, il leur conseilla Ussat. Il n'a pas pu vérifier l'état
de tous ses clients après le traitement balnéaire ; mais, chez ceux
qu'il a revus, il s'est trouvé en face de la guérison.

En ce qui concerne l'état du foie chez ces malades, il ne pense
pas qu'il y ait là une lésion particulière. Il considérerait plutôt
cette augmentation de volume comme le résultat d'une réaction
de défense de l'organisme, comme un trouble fonctionnel consé-
cutif aux troubles digestifs, car il a toujours remarqué que les
basedowiens sont des hypersthéniques gastriques.

A part cette restriction, il est heureux d'avoir entendu cette
communication et de la confirmer.

M. le Dr Dresch (Ax), lui aussi, considère l'état du foie comme
résultant d'une action de défense et parle dans ce sens en invo-
quant, à l'appui de sa thèse, l'action favorable du salicylate de
soude dans la maladie de Basedow, le salicylate agissant ici
comme cholagogue.

M. le Dr Manzanèque (Madrid) demande si les eaux d'Ussat sont
à même de faire disparaître les lésions histologiques du corps
thyroïde. Il a vu quelques bons effets produits par les eaux de
Trilles, mais leur action n'est pas si étendue que celle d'Ussat.

M. le Dr Pujol — L'action d'Ussat sur le trépied basedowien
est, pour ainsi dire, synchrone, concomitante, c'est-à-dire que les
éléments qui le constituent diminuent en même temps, et non
l'un après l'autre ; qu'avec le pouls, le goître et l'exophtalmie
s'amendent Cela est si vrai que même les profanes, qui se trou-
vent autour des malades, à la station, s'aperçoivent de l'amélioration produite, d'après l'état des yeux. Il est fréquent d'entendre
cette phrase : « Vous allez mieux, vos yeux ne sont pas si gros ;
cela se voit très bien ».

Cette année encore, il a revu une cliente de 1901, qui s'est ma-
riée depuis et dont la guérison persiste, malgré les ennuis qu'elle
a subis et les accidents divers qui lui sont survenus.

Naturellement, les malades, avant de venir dans la station, ont
mené une vie quelconque ; leur régime a été de même. Les uns
ont pu boire de l'alcool, mais tous ont eu une alimentation diffé-
rente. Après le traitement, c'est pareil. Il est évident qu'un
régime rationnel amènerait une guérison plus rapide ou, du
moins, atténuerait dans une large mesure les troubles digestifs
dont ils ont à se plaindre Mais il est difficile de leur faire saisir
le rôle de l'alimentation dans une maladie qu'ils croient pure-
ment nerveuse ; on ne peut pas les amener même à être raison-
nables sur ce point.

Sans doute. l'hypersthénie existe chez tous ces malades, et l'augmentation du foie peut en être la suite. Cependant, ce qui porte à croire qu'il y a quelque chose de plus profond, c'est la pigmentation cutanée dont de nombreux auteurs ont rapporté la fréquence et l'intensité, quelquefois si grande, qu'elle ferait croire à de l'insuffisance surrénale. Il se peut que dans les multiples fonctions qui sont dévolues au foie. la fonction hématopoiétique soit troublée.

Mais ce n'est là qu'une simple hypothèse.

Si Ussat amène la disparition des troubles fonctionnels, vaso-moteurs, la guérison fonctionnelle, il serait peut-être trop prétentieux de vouloir aller jusqu'à la guérison des lésions histologiques des tissus. Il est évident que si un vieux goître s'est induré, le lobe, où la sclérose se sera produite, pourra subir une certaine diminution, — celle-ci fonctionnelle, — mais restera toujours augmenté de volume.

Par analogie, si Lamalou ramène un certain calme dans les douleurs des tabétiques, tout le monde sait que les eaux sont sans action sur la sclérose des cordons postérieurs.

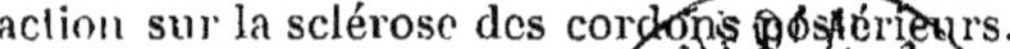

Issoudun. — Imprimerie H. GAIGNAULT, 23, rue Victor-Hugo.